COURS

DE
MATIERE MÉDICALE
CHYMIQUE
ET PHARMACOLOGIQUE.

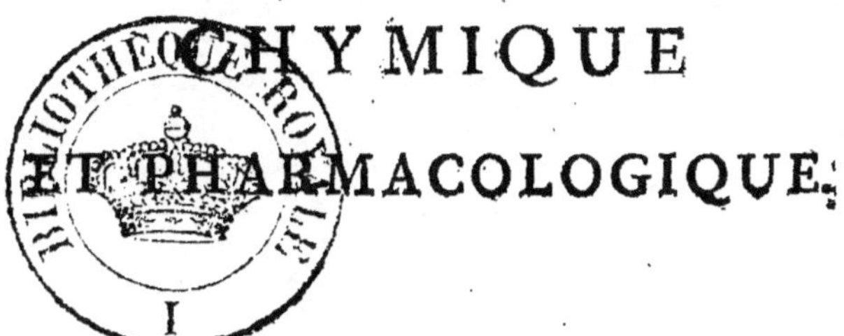

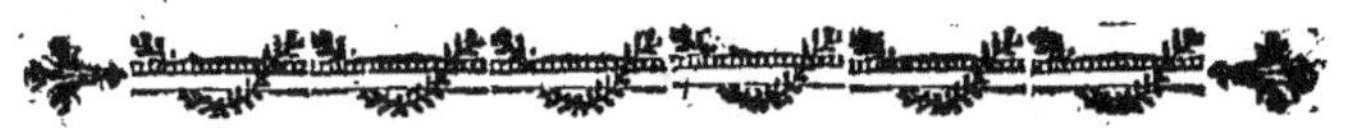

COURS

DE
MATIERE MÉDICALE
CHYMIQUE
ET PHARMACOLOGIQUE.

Par M. BERTHOLLET, *Médecin de la Faculté de Paris.*

PROSPECTUS.

IL est sans doute essentiel à ceux qui se dévouent à l'Art de guérir, de connoître les moyens qu'ils doivent employer, & d'avoir l'idée la plus exacte des médicaments. Cette vérité fut sentie de tout temps ; & l'on voit les Anciens décrire avec soin les remedes dont ils faisoient usage.

(4)

Cette partie de la Physique qui exa-
mine les corps simples & composés, qui
développe les procédés de la Nature &
les moyens par lesquels on peut la faire
agir sous ses yeux, la Chymie, doit donc
être le flambeau qui éclaire la Médecine
dans le choix des moyens de guérison
qu'elle emprunte de la Nature.

Et en effet comment démêler sans elle
les résultats des mélanges, l'action réci-
proque des substances, les qualités & les
vices des préparations, l'inutilité de plu-
sieurs ingrédients qui n'ont que des vertus précaires, ou qui ne different que par
la forme ou le nom ? comment distin-
guer les procédés utiles de ceux qu'en-
fante le Charlatanisme, cette hydre fu-
neste ?

Cependant des Praticiens, témoins
des abus de l'ancienne Chymie, ne ces-
sent de dire encore que la Nature a d'autres procédés que l'Art ; qu'elle offre gra-
tuitement à chaque climat les remedes

dont il a befoin ; qu'une eau minérale a toujours des propriétés qu'on ne peut lui donner dans un laboratoire.... Ils ne font pas attention que les moyens employés par les Chymiftes, font ceux mêmes de la Nature. Le pouvoir de l'homme fe borne à rapprocher les circonftances qui néceffitent fon action ; & le tartre émétique eft tout auffi bien une production de la Nature que l'ypécacuana ou la gratiole.

Quelques Médecins ont paru, même de nos jours, méprifer l'étude de la Chymie médicale, fous le prétexte que fes recherches ont été inutiles aux progrès de la théorie de la Médecine. Il eft très vrai que les analyfes chymiques ont jetté peu de jour fur les fonctions animales ; mais ce n'eft pas fous ce point de vue qu'il faut envifager l'utilité de la Chymie.

Les hommes font d'autant plus vains, qu'ils font moins éclairés. De-là cette fauſſe ſcience qui rend téméraire , qui éleve des ſyſtêmes, qui cherche à tout expliquer, qui égare, mais qui éblouit le commun des hommes. Auſſi les premiers Chymiſtes , à la vue des phéno-menes nouveaux qui ſe préſentoient à eux dans leurs laboratoires , ſe perſua-derent aveuglément , qu'ils avoient ſur-pris la Nature dans ſa marche, dans ſes opérations ; & ſans autre examen , ils chercherent à perſuader qu'ils s'en étoient rendus les maîtres. Ils ſe pénetrerent d'une eſpece de fanatiſme impoſant; ils bouleverſerent toutes les idées ; ils af-fecterent de mépriſer le grand Hippo-crate ; ils changerent le traitement de toutes les maladies ; ils perdirent la vé-ritable Médecine. Cette Chymie auda-cieuſe n'a rien de commun avec la ſcience modeſte qui porte aujourd'hui ce nom , telle cependant qu'elle eſt cultivée par les bons eſprits. Celle-ci juge elle-même ſes procédés avec ſévérité ; elle em-

prunte des autres fciences tous les fecours qu'elles peuvent lui fournir ; elle
s'occupe toujours à épier la marche de la
Nature ; &, comme l'art d'Hippocrate,
elle a pour bafe l'obfervation & l'expérience.

Au milieu des progrès furprenants que
cette fcience a faits de nos jours, j'ai
cru remarquer un vice effentiel dans la
façon dont on l'applique à la Médecine,
& fur-tout dans la façon dont on l'en-
feigne relativement à l'art de guérir. On
la fépare de la Matiere Médicale & de
la Pharmacie ; & cependant ce n'eft que
par la réunion de ces trois parties, qu'on
peut fe former des idées exactes. À quoi
fervira la defcription d'un médicament,
fi l'on ne fe fert de l'expérience pour en
développer la nature & les propriétés
phyfiques, & fi l'on ne préfente aux Au-
diteurs les procédés & les manipulations
qu'une defcription ne peut jamais faire
connoître qu'imparfaitement à ceux qui

A iv

ne font pas initiés dans la fcience? Un
autre inconvénient, qui réfulte de cette
maniere d'enfeigner la Matiere Médicale, regarde la méthode qu'on eft obligé
d'adopter. Si l'on rapproche les fubftances par leurs propriétés chymiques, l'on
préfente un fyftême chymique fans expériences; on dit ce qu'il faudroit mon-
trer. Si on les claffe par leurs propriétés
médicinales, tout eft confondu & tout
devient arbitraire.

La Pharmacie eft néceffairement liée
à la matiere médicale; elle eft foumife
aux mêmes loix; elle demande à être
éclairée par les mêmes lumieres. En gé-
néral les jeunes Médecins la négligent
trop & en fentent trop peu le prix.
Ceux qui veulent la réduire à des opérations manuelles, l'expofent à des er-
reurs fréquentes & funeftes, & s'éloi-
gnent autant du vrai, que ceux qui fe
perfuadent qu'avec la feule connoiffance
des médicaments, & avec des recettes,

on peut s'ingérer de l'art difficile de guérir.

Mais la Chymie, telle qu'elle est aujourd'hui, est une science immense & remplie de recherches subtiles sur une foule d'objets absolument étrangers à la Médecine. Elle exige une étude longue & difficile, une application presque exclusive; & chaque jour voit éclorre des expériences, des faits, des systêmes nouveaux. Ne seroit-il pas avantageux pour ceux qui, préférant une étude utile aux méditations brillantes de la Physique, ont pour but de se livrer sans réserve aux fonctions d'un Art qui exige par lui-même tant de travaux; ne seroit-il pas avantageux, dis-je, qu'on élaguât de la Chymie tout ce qui n'a pas de rapport avec la Médecine, mais qu'on s'étendît avec beaucoup de soin sur la nature & les préparations des substances qu'un Médecin a intérêt de connoître?

Qu'on ne me reproche pas de cher-

cher à circonfcrire l'étude de la Chymie:
je l'aime; rien ne m'intéreffe plus que
fes progrès ; & je féliciterai ceux qui
peuvent , fans négliger les fciences véritablement utiles à la Médecine, fatis-
faire la curiofité la plus légitime, & pro-
fiter des fecours qu'ils trouveront dans
les favants Profeffeurs de cette capitale :
mais pour ceux-là même , il ne feroit
pas inutile qu'on rapprochât fous un point
de vûe tout ce qui a véritablement rapport dans la Phyfique à l'art de guérir.

Frappé de l'avantage qui réfulteroit
de cette maniere d'appliquer la Chymie
à la Médecine , échauffé du zele qui
anime aujourd'hui les Membres du Corps
illuftre auquel je commence à apparte-
nir , pour tout ce qui tend à la perfec-
tion de l'Art dont il s'occupe, j'ai ofé
me charger d'exécuter le projet dont
l'utilité m'a féduit. Je me fuis dit : Je
confulterai les lumieres des Maîtres con-
fommés de mon Art; j'aurai bientôt le

bonheur de pouvoir demander souvent leurs avis, & d'entendre leurs décisions sur les objets les plus difficiles ; je concentrerai mes occupations sur cette partie si intéressante. Pourquoi n'aurois-je pas le noble orgueil de croire que je pourrai avec tant de secours, & dans les circonstances heureuses où je me trouve, me rendre utile à ma maniere ?

Je me propose donc d'entreprendre un Cours de Matiere Médicale, Chymique & Pharmacologique, dans lequel je présenterai les substances qui sont employées en Médecine avec toutes les expériences propres à en développer la nature & les principales préparations pharmaceutiques dans lesquelles on les emploie.

Pour ne point rompre la série qui doit lier les idées, je diviserai mon Cours en deux parties, & je renverrai à la seconde les préparations pharmaceutiques qui n'auront pû se classer dans l'ordre chymique.

L'analyſe par le feu dénature preſque toujours les produits des végétaux ; & quoiqu'elle préſente des phénomenes importants pour la Chymie philoſophique, elle eſt rarement utile pour la connoiſſance des médicaments tirés de ce regne. L'analyſe menſtruelle, ſecondée cependant de l'action de la chaleur & de l'influence de ſes différents degrés, eſt d'une beaucoup plus grande importance : c'eſt par ſon moyen qu'on dégage les principes inutiles ou dangereux de ceux qui doivent être employés, & qu'on détermine d'une maniere non douteuſe les rapports phyſiques d'un médicament végétal.

Le regne minéral offre à la curioſité une infinité de choſes étrangeres à la Médecine. Je n'en emprunterai que ce qui eſt néceſſaire pour former cette chaîne d'idées qui conſtitue la ſcience ; mais je ne négligerai aucun détail, & je m'étendrai beaucoup plus qu'on ne le fait dans les Cours de Chymie fur toutes les fubftances dont on fe fert en Médecine, par exemple fur les eaux minérales.

Dans l'analyfe animale, je m'étendrai davantage fur les objets indifférents à la pratique, pour ne rien négliger de ce qui peut fervir & de ce qu'on a cru pouvoir fervir à la théorie médicinale.

Le Chymifte ne doit point perdre de vue les limites qui féparent les phénomenes qui dépendent de l'organifation d'avec ceux qui doivent être l'objet de fes recherches. Le corps animal peut être confidéré fous deux rapports : il eft paffif & foumis aux impreffions chymiques, comme les autres corps ; mais il exerce une réaction qui lui eft propre, qui découle du principe de la vie & qui a la plus grande influence fur les réfultats de l'économie animale. La faine théorie médicinale accueille toutes les expériences & les obfervations phyfiques qui

ont pour objet l'état paffif du corps animal ; mais elle ne doit juger que par
des obfervations qui lui font propres ,
de cette affection , de cette réaction aux
mouvements excités par l'action des médicaments & des changements qui ra-
menent l'intégrité des fonctions animales ; & elle dédaigne à cet égard les
efforts de la Phyfique, fi multipliés &
toujours vains.

Je tâcherai donc, en appliquant im-
médiatement la Chymie à l'Art de guérir, de faire fervir cette fcience (fans
chercher à en étaler le fafte) autant à
diffiper les préjugés qu'on puife facile-
ment, même dans les livres de Matiere
Médicale & de Médecine , qu'à donner
une connoiffance exacte des médicaments
& à fimplifier leurs préparations. J'aurai
foin d'expofer , fans enthoufiafme & fans
prévention , en parlant de chaque fub-
ftance , le jugement que les plus célebres
Praticiens ont porté de leurs vertus ; &

loin d'étendre les prétentions de la Chymie, je chercherai toujours à inspirer le
goût d'une Médecine simple & rappro-
chée de la Nature.

Ce Cours sera annoncé par des Affiches.

Typis mandetur per me licet.

S. C. DESESSARTZ, *Decanus.*

Vu l'Approbation, permis d'imprimer,
le 7 Septembre 1779,

LE NOIR.

De l'Imprimerie de DIDOT l'aîné, rue Pavée.